AF252422

FASCICULES

D'OBSERVATIONS MÉDICALES

ET

D'OPÉRATIONS CHIRURGICALES.

PAR *M. J. SPITZER*,

DOCTEUR EN MÉDECINE ET EN CHIRURGIE DE L'UNIVERSITÉ DE JENA, MAITRE D'ACCOUCHEMENT ET DE L'ART DE GUÉRIR LES MALADIES DES YEUX, DE L'UNIVERSITÉ DE VIENNE (*AUTRICHE*), ANCIEN MÉDECIN ET CHIRURGIEN EN CHEF DU GRAND HOPITAL MILITAIRE DE VIENNE, ETC., ETC.

Non verbis sed remediis curantur morbi.

Celsus.

PARIS,

CHEZ GABON, RUE DE L'ÉCOLE DE MÉDECINE, N. 10.

1829.

MARSEILLE.

Imprimerie de Rouchon , place St.-Louis.

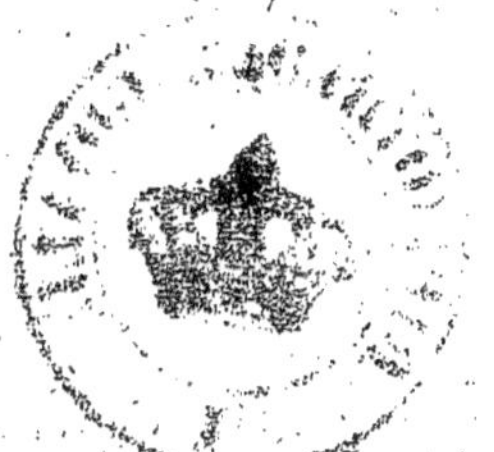

PRÉFACE.

C'est un devoir essentiel pour celui qui exerce l'art de guérir, non-seulement de se rendre utile à l'humanité, mais encore de transmettre à la science tout ce qu'il croit pouvoir contribuer à ses progrès : tel est le motif qui m'a déterminé à publier ces Fascicules. Je sais combien je suis inhabile à manier la langue dans laquelle il est écrit et que j'ai été forcé d'employer dans le pays où je me trouve. On peut, à la vérité, objecter que cet ouvrage aurait pu être écrit en latin, qui est la langue universelle des savans, ainsi que j'ai écrit mon mémoire sur l'hydropisie ; mais ce dernier traité roule sur une matière qui est uniquement du domaine des médecins, qui tous ont reçu une instruction soignée, et par conséquent connaissent la langue latine, et pour cela je ne me suis pas vu obligé d'écrire dans une langue qui m'est peu familière. Mais les Fascicules que j'offre au public contiennent surtout des articles distincts relatifs à l'art de l'accouchement et à celui de guérir les maladies des yeux ; deux branches de la science qu'exercent communément les officiers de santé qui ne comprennent pas tous la langue latine et que je n'ai pas voulu priver cependant de l'utilité que peuvent leur offrir les observations consignées dans ce recueil. Je me suis donc armé de courage pour l'écrire en français, et j'ai osé compter sur l'indulgence de mes lecteurs (Il suffit en effet qu'ils me comprennent.) J'espère qu'ils me pardonneront l'imperfection de style dans une langue qui n'est pas la mienne, surtout en se rappellant ce qu'a dit Celse et que j'ai pris pour épigraphe.

1ʳᵉ FASCICULE

SUR L'ACCOUCHEMENT.

MÉTHODE

POUR GUÉRIR LA FIÈVRE PUERPÉRALE.

Avant d'exposer ma méthode, je crois devoir observer que je ne pense pas, que quelle que soit la fièvre qui se déclare chez une femme en couche (hors celle du lait), elle soit toujours une fièvre puerpérale, mais que les fièvres quelconque qui atteignent une accouchée finissent très-souvent par prendre le caractère de celle-ci qui est une fièvre inflammatoire causée par l'inflammation *sui generis* du péritoine, qui se termine par une exsudation qu'on trouve après la mort, semblable à peu-près à du lait coagulé.

Comme dans cette maladie la suppression de la sécrétion du lait et la cessation des lochies (avec douleur et tension de ventre), sont les symptômes caractéristiques, on a cru que cette exsudation était le véritable lait coagulé , ce que l'analyse chimique n'a pas confirmé ; quelle que soit l'opinion que l'on se forme à cet égard , il est sûr que dans cette maladie le péritoine fait la fonction imparfaite de l'excrétion du lait et des lochies.

Le péritoine qui a subi peu à peu une extension considérable par la grossesse , et qui est tout à coup réduit par l'enfantement , se trouve par suite du changement subit qu'il éprouve , disposé à l'orgasme qui à la plus petite cause , produisant le moindre mouvement morbifique , se tourne en inflammation ; alors la circulation se dirige avec toute sa force vers cet organe et ne se porte plus ni vers le sein pour préparer la sécrétion du lait, ni sur la surface interne de la matrice pour donner cours aux lochies , puisque le péritoine a acquis une activité excrétoire plus grande , par suite de l'inflammation dans laquelle il se trouve , et qu'il transude une masse coagulée qui supplée à l'excrétion du lait et aux lochies , mais qui n'est à proprement parler ni l'un , ni l'autre ; elle n'est pas même un mélange de deux matières (par la même raison que le fluide dans le cas d'hydropisie , à la suite d'une suppression d'urine , n'est pas de la vraie urine, qui ne peut avoir cette qualité qu'après avoir été élaborée par les reins , et que le lait ne peut être tel qu'après avoir passé par le sein et les lochies par la matrice.)

D'après ce qui vient d'être dit , voici les indications qui en dérivent , et qui se réduisent à trois :

1.º Il faut abattre l'inflammation ,

2.º Dériver la congestion du péritoine pour le porter vers le sein et sur la surface interne de la matrice.

3.º Enfin empêcher l'exsudation du péritoine et prévenir la coagulation de l'exsudation pour qu'elle puisse être résorbée.

Pour la première indication on ne connaît rien de mieux jusqu'à présent que la déplétion du sang que l'on peut obtenir par les saignées et par les sangsues appliquées à l'orifice de la matrice (surtout si la substance de la matrice est en état d'inflammation ,) sur le vagin , sur le périnée , sur l'anus et sur le ventre selon les circonstances et la complication du mal.

Pour la seconde indication on met sur le sein du moleton chaud qu'on renouvelle souvent pour déterminer l'affluence vers cet organe, à l'effet d'y attirer le lait ; pour ramener les lochies on met de synapisme sur la région interne des cuisses, des jambes et des cataplasmes chauds sur les parties génitales. On peut faire aussi quelques injections émolientes dans la matrice, si elle est particulièrement enflammée, mais avec beaucoup de précaution, attendu que le jet, fait sans délicatesse, agraverait l'inflammation.

Pour éviter la coagulation et faire absorber l'exsudation, les onctions mercuriales sur le bas-ventre ont le plus grand succès ; je dis onctions et non frictions, parce que la sensibilité du bas-ventre ne permet pas de le frotter.

Après que la fièvre et l'inflammation sont abbatues par les saignées et par les sangsues, on oint légèrement toute la surface du ventre avec deux dragmes de pommade mercurielle, composée de deux parties égales de mercure et de graisse. Je dois observer que si je prescris cette dose de mercure c'est qu'il est prouvé qu'en ne pas faisant des frictions il n'y a qu'une partie du mercure qui est absorbée ; après qu'on a oint le ventre, on le couvre d'un moleton trempé dans une décoction émoliente chaude, que l'on recouvre d'un taffetas ciré pour que le moleton conserve sa chaleur et puisse être entretenu dans cet état par la seule chaleur du ventre ; j'indique ce moyen, puisque je ne puis ordonner des cataplasmes lourds que la malade ne pourrait supporter à cause de la sensibilité du bas-ventre ; on continue cette onction jusqu'à ce qu'il survienne un léger ptyalisme.

Quant au régime intérieur, la malade doit être soumise à une diète sévère, elle ne doit prendre pour boisson que des décoctions émolientes tièdes, telles que la racine de guimauve, dans lesquelles on dissoud la moitié d'un grain de tartre émétique dans une grande bouteille de cette décoction, dans laquelle on délaye aussi de l'extrait de jusquiame (hyosiamus) comme calmant (à la dose de 2 ou 3 grains dans 24 heures) et qu'on adoucit avec le sirop de manne. Si la malade éprouve de fortes douleurs on administrera ensuite des demi-lavemens de décoction émoliente, et en y ajoutant de l'huile de ricin si la malade est constipée. On parvient de cette manière à exciter l'excrétion dans la membrane interne muqueuse des intestins, sans les irriter, et à dériver l'excrétion abnorme de leur enveloppe séreuse externe. Dans le cas où la constipation persiste malgré cela , on peut aussi faire prendre par la bouche , deux ou trois fois par jour , une petite cueillerée d'huile de ricin mêlée avec un peu de bouillon faible de poulet , qui soit chaud afin que la mixtion de l'huile puisse bien s'opérer. (J'ai observé que la malade le prend aisément de cette manière sans éprouver de nausées.)

Si la malade a une forte diarrhée avec des coliques , on donne au lieu de la boisson sus-indiquée une décoction d'un demi-dragme de racine de salep , sur une grande carafe de liquide , qu'on adoucit ensuite avec une once de sirop d'ipecacuanha et une certaine quantité de sucre ; et les lavemens que l'on fait prendre doivent être formés d'une décoction de graines de lin , dans laquelle on délaye un jaune d'œuf , ou (selon les circonstances) d'une décoction de salep , ou bien (s'il y a lieu), d'une décoction de têtes de pavots.

Si un vomissement s'oppose à ce que la malade prenne des potions dans lesquelles entre le tartre émétique , l'ipecacuanha ou l'huile de ricin, alors je fais prendre une simple décoction de guimauve avec un demi-dragme d'eau de laurier

cérise , et une once de sirop diacode , et le tartre éméthique ou l'ipecacuanha , on peut alors
les administrer en lavements ; le premier si la
malade est constipée , dans les doses d'un jusqu'à trois grains avec une décoction émolliente ,
et le second , s'il y a une forte diarrhée d'une
ou deux dragmes en infusion avec une décoction
de graines de lin, de salep , de têtes de pavots, etc. ,
selon les circonstances.

YODUR DE MORPHINE YODURÉ :

Contre les endurcissemens squirreux de la ma-
trice et des mamelles, dont on fait en forme
de pommade un usage externe.

J'ai employé avec un grand succès le Yodur de
morphine yoduré dans les endurcissemens squirreux de l'utérus et des mamelles, en forme de pommade, dont je fais frotter dans le premier cas les
parties internes supérieures de la cuisse, ainsi
que la vulve, et dans le second le sein. Cette
pommade offre les avantages du yodium sans en
avoir les inconveniens parce que la morphine les
annihile, sans qu'elle perde pourtant sa vertu
extrêmement calmante, et d'un autre côté le yodium détruit aussi les inconveniens de la morphine

Préparation du yodur de morphine yoduré ainsi que de la pommade dont j'indique l'usage.

Prenez trente grains de morphine bien pulvérisés et quinze grains de yodium, également bien pulvérisés, mêlez le tout dans un mortier de marbre légèrement échauffé au bain marie, et alors vous obtiendrez le yodur de morphine, ajoutez, quand ce yodur est refroidi, encore un gros de yodur pulvérisé, et alors vous obtiendrez le yodur de morphine yoduré.

Maintenant pour former la pommade dont s'agit, vous prendrez une once de graisse, avec laquelle, (l'y joignant successivement par petites parties) vous délayerez le yodur de morphine yoduré.

Je crois n'avoir pas besoin d'observer au sujet de ce remède, qu'on ne peut en attendre la guérison que lorsque l'endurcissement n'est pas parvenu à ce dégré de vrai squirre, c'est-à-dire, qu'il n'est pas encore noueux, et qu'il n'a pas acquis la dureté de la pierre, qu'il ne produit pas de douleurs même après l'avoir touché d'une manière un peu brusque; dans le cas contraire le remède ne guérira pas le malade surtout si les douleurs sont déjà lancinantes, mais il remplira les indications palliatives et vitales, (le squirre fût-il même dégénéré en cancer,) parce qu'il calme les douleurs, et rallentit au moins les progrès de la maladie.

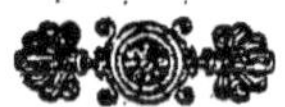

LA CAUSE LA PLUS ORDINAIRE DE LA STÉRILITÉ CHEZ LES FEMMES

ET LA MANIÈRE D'Y REMÉDIER.

Outre la totale complexion virile d'une femme, ce que l'on reconnaît au premier coup d'œil, et ce qui est une cause de stérilité à laquelle on peut quelquefois remédier par un très-grand usage de bains émolients et par de copieuses boissons relâchantes.

Outre la structure roide de la matrice, que l'on peut reconnaître facilement en en touchant l'orifice, qui dans le cas indiqué ne présente pas cette souplesse qui fait que lorsqu'on le touche avec le doigt, on reçoit une impression à peu-près semblable à celle qui produit un papier glacé, souplesse indispensable , pour que la matrice absorbe le sperme, et que l'on peut souvent retablir à force d'injections et de fumigations émolientes et de suppositoires de graisse, surtout de beurre de cacao.

Outre enfin un grand nombre de vices de conformation que l'on ne saurait reconnaître par l'exploration des parties génitales de la femme, et aux-quels on ne pourrait remédier quand bien même il serait possible de les reconnaître , comme par exemple le défaut des ovaires ou du tube de Fallope (tubæ Fallopianæ.)

Il y a un vice de conformation qui d'après mes expériences est la cause la plus ordinaire de la stérilité.

C'est l'antéversion de l'uterus et ce vice provient ordinairement de la situation verticale du corps humain et se trouve encore favorisé par la manière dont se lacent les femmes, surtout celles de la société, (voilà pourquoi la stérilité est plus rare parmi les animaux que dans l'espèce humaine.) Alors l'orifice de l'uterus n'est pas dirigé vers la cavité du vagin, mais bien vers sa paroi postérieure ; et cet orifice étant ordinairement saillant, se trouve bouché par la paroi postérieure du vagin, ce qui fait qu'il ne peut recevoir ni absorber le sperme (ou bien l'aura spermatica).

Mes expériences m'ont démontré qu'il était facile de porter remède à cet inconvénient, en intercalant une boule de coton sémilunaire, trempé dans l'huile entre les lèvres postérieures de l'orifice de l'uterus et la paroi postérieure du vagin, afin que cet orifice garde dans la cavité du vagin la situation qui rend la conception possible.

Si l'orifice de l'uterus n'avance pas assez pour que la boule de coton puisse être consolidée entre le dit orifice et la paroi du vagin, alors on a pas à craindre que le défaut de direction soit un obstacle à la conception, parce qu'alors l'orifice de l'utérus loin d'être, malgré sa fausse direction, comprimé par la paroi postérieure, est libre dans le vagin et qu'il ne touche point surtout au moment du coït où le vagin est dilaté par l'action du membre viril.

MÉTHODE

à pratiquer dans le cas où l'enfant sortant par les pieds , ou par les fesses , la poitrine en dessus , se trouverait accroché par le menton.

On suppose le cas où l'enfant se présente par les pieds ou par les fesses , et que par l'effet des circonstances ou par l'inadvertance de la sage-femme, il sorte , présentant la poitrine en dessus , et qu'il s'arrête accroché par le menton à l'os pubis.

Dans ce cas , si le diamètre de la tête de l'enfant se trouve en proportion avec celui du bassin de la mère, il n'est pas difficile à un accoucheur habile de remédier à cette position , en mettant deux doigts sur le menton et cherchant à tourner la tête de l'enfant jusqu'à ce qu'elle vienne dans sa position naturelle avec la face dans la cavité de l'os sacrum , et alors la nature seule finira l'accouchement.

Si au contraire les proportions de la tête ne sont point en harmonie avec le bassin de la mère, il est alors impossible de tourner la tête avec le secours des doigts , surtout si l'enfant est demeuré quelque temps dans cette situation avant l'arrivée de l'accoucheur ; dans ce cas l'enfant est toujours mort par suite de la compression du cordon ombilical , la respiration n'ayant pu encore avoir lieu. Alors l'accoucheur ne doit plus s'occuper , qu'à délivrer la mère , ce qui est aussi très difficile ; la force que l'on emploie pour parvenir à ce but est vaine : l'application du forceps est aussi très difficile et même inutile , la tête se trouvant accrochée par le menton à l'os pubis.

La perforation pour faire sortir la cervelle et diminuer par là le volume de la tête est impossible aussi long-tems que le corps reste attaché à la tête , ce qui oblige quelquefois de les séparer pour faire sortir la cervelle , par le foramen occipital, ce qui est encore très difficile , parce que le *septum transversum ou tentorium cerebelli* de la dure mère empêche l'évasion de la masse cérébrale ; il ne peut sortir que le cervellet , et la tête dans la base qu'elle présente ne se laisse pas comprimer. Cette tentative est donc sans espoir , et la mère est exposée à périr après son enfant.

Pour parer à tous ces inconvéniens et même pour sauver la vie de l'enfant (si toutefois la position dans laquelle se trouve le fœtus n'a pas duré long-temps et que les proportions de la tête soient en harmonie avec le bassin). Je propose la manœuvre suivante qui est très simple dans ce cas :

L'accoucheur appelé, ayant placé la mère dans la position convenable, met les deux doigts d'une main sur le menton et les deux doigts de l'autre sur l'occiput de l'enfant, tenant le dos, la poitrine et le ventre dans ses avant-bras ; il saisit le moment où la matrice fait des contractions et il pousse alors le menton en haut avec les deux doigts qui sont posés dessus, pendant qu'il cherche autant que possible, à aider avec les deux doigts posés sur l'occiput, à le tirer en bas pour que la figure se tourne vers la cavité de l'os sacrum, et que la fontanelle triangulaire se présente à la sortie. L'accoucheur qui dans cette opération doit toujours avoir la précaution de tenir le corps de l'enfant dans ses avant-bras le plie à mesure qu'il pousse le menton en haut, jusques à ce que le bras qui tient la poitrine et le ventre de l'enfant, sur lequel ses pieds sont à califourchon, viennent toucher le ventre de la mère, et comme sa tête a alors à peu-près la même position qu'elle présente quand elle vient naturellement avant le corps, elle sort aussi de la même manière et avec la même facilité, en supposant tou-

jours que les proportions de la tête et du bassin
soient favorables. En cas de besoin on peut appliquer le forceps, avec la même facilité que si
la tête s'était présentée naturellement.

Venant au cas où les proportions de la tête et
du bassin sont défavorables, où l'enfant est mort
et où la perforation se trouve nécessaire, on peut
faire cette opération dans la fontanelle triangulaire
qui se présente alors dans la situation qu'elle aurait eue, si la tête était venue la première.

Je crois devoir faire connaître par circonstance
les instruments dont je me sers pour les opérations
de l'accouchement. Ce sont les suivants :

A Pour l'extraction. J'ai un forceps, qui est
beaucoup moins long que celui dont on se sert
ordinairement; (puisqu'on ne peut tenter l'extraction de la tête par le forceps, si elle n'est
pas encore descendue dans l'entrée du bassin
inférieur : alors cette immense longueur est inutile, et sert seulement à effrayer les personnes qui entourent la maláde.)

B Il n'est pas tout de fer ; les manches dans lesquels
se trouvent des impressions pour les doigts, sont
en bois et revêtus d'un cuir mince qui monte
jusqu'à la partie supérieure des branches qui

doivent prendre la tête de l'enfant (s'il est
tout de fer et pas du tout revêtu du cuir, il
arrive, que le bruit que cause le rapproche-
ment de ces deux longues masses de fer, mi-
ses en action, fait une impression horrible à
l'oreille de la malade.)

C La surface interne de la partie qui prend la
tête de l'enfant, n'est pas arrondie, mais apla-
tie et rayée, formant dans la rayure des carrés
arrondis et plats, comme on voit sur la plan-
che. (Quand cette partie est ronde elle s'im-
prime trop, et blesse la tête de l'enfant ; si
elle est lisse et non rayée, elle glisse alors facilement, et ne tient pas ferme sur la tête.)

D On n'a pas besoin de le fermer avec une clef,
il se ferme de lui-même et reste fermé ; (car
si on est obligé de le fermer, on prolonge alors
l'opération , avec ces préparatifs très désa-
gréables.)

2° POUR LA PERFORATION.

Une espèce de ciseau pointu , qui a deux branches longues, qui doit être enfoncé fermé dans
la fontanelle , et ouvert ensuite , pour dilater le
trou, et pouvoir par là faciliter la sortie de la
cervelle.

3º Si la tête ne peut pas sortir quoique vuidée et comprimée, et qu'il faille extraire les os du crane séparément, je me sert pour cette opération d'une pincette courbe et non droite.

Je crois superflu de démontrer la supériorité de ces deux derniers instrumens, sur ceux dont on se sert habituellement dans ces sortes d'opérations, parce que leurs avantages sont trop saillans, pour que l'on ne s'en apperçoive pas à la première vue; je joins ici le dessin de ces instrumens.

2.me FASCICULE

SUR L'ART DE GUÉRIR LES MALADIES DES YEUX.

Aiguille pour faire l'opération de la Catarac-
te, par un procédé simple et très sûr au mo-
yen d'une très petite blessure point douloureuse.

On a depuis quelque tems reconnu les inconveniens de diverses manières d'opérer la cataracte.

Si l'on opère par extraction, il faut ouvrir l'œil,
et en conséquence outre la blessure considérable
qu'on a faite et que dans cette opération on est
obligé de réiterer, on donne entrée à l'air atmosphérique qui exerce une impression très défavo-
rable à l'intérieur de ce sensible et très nerveux
organe.

Dans la dépression, il est vrai, la blessure
n'est pas grande et aussi ne donne-t-elle pas entrée à l'air atmosphérique dans l'intérieur du
globe; mais on blesse la plus sensible partie de
l'œil, qui est le corps ciliaire, et cette opération
est en conséquence facilement suivie d'une réac-
tion inflammatoire violente, très dangeureuse.
C'est ce qui a fait imaginer la troisième méthode, à laquelle on a donné le nom de Kéra-

tonyxis, qui consiste dans la manière d'entrer
par la cornée transparente, de dissèquer la lentille
opaque, que l'on abandonne à l'absortion naturelle
Mais quoique dans cette opération on ne blesse
qu'un organe insensible qui n'a dans son état na-
turel ni nerfs, ni artères, ni veines, il n'en est
pas moins vrai que les suites en sont souvent fâcheuses, ce qui est très facile à expliquer, en faisant observer que les morceaux de la cataracte
qui se sont gonflés par leur macération dans l'humeur acqueuse exercent une pression sur l'iris par
le volume qu'ils ont acquis et sur le corps ciliaire,
et d'ailleurs la dissection de la cataracte, n'est pas
praticable quand la cataracte est trop dure.

Un chirurgien très distingué de l'Allemagne, a
donné l'idée de faire la dépression aussi en entrant
seulement par la cornée transparente et la chambre antérieure ; mais ceci présente de grandes dif-
ficultés, parce qu'en voulant déprimer avec l'aiguille droite, on entre avec la pointe dans la lentille qu'on peut élever en retirant l'aiguille ; il est
encore aussi difficile de déprimer avec une aiguille
courbée sur son plat, parce que la convexité de
la courbure ne peut pas tenir sur la lentille, qui
est aussi convexe.

Pénétré de l'avantage qu'a cette dernière manière d'opérer et voulant la porter à un point où très facile à exécuter, elle ne laisse aucun doute sur le succès qu'on obtiendra avec une aiguille que j'ai inventée, je vais en donner ici la description :

Cette aiguille a la forme d'une petite lancette, courbée sur son plat, la convexité est canelée dans toute la longueur entre la pointe et la tige ; cette cannelure a le double avantage :

1.º De faire tenir stable l'aiguille sur la lentille, quoique une convexité se trouve placée sur l'autre.

2.º De faire sortir par cette cannelure en entrant par la cornée l'humeur aqueuse, ce qui facilite la dépression et empêche l'inflammation de l'œil, à qui, à la suite de la perte de l'humeur aqueuse, il manque le turgur, qu'il a à reproduire.

Avec cet instrument, l'opération se fait d'une manière très simple ; une heure et demie après qu'on a mis une solution d'extrait de jusquiame dans l'œil pour dilater la pupille, on pénètre par la cornée transparente vers l'angle externe vis-à-vis de la marge pupillaire de la pupille dilatée, qu'on doit éviter de toucher ; on pose alors la convexité cannelée de l'aiguille sur la cataracte qu'on déprime et fait décliner dans l'humeur vitreuse en élevant le manche de l'aiguille ; quand la pupille revient à sa largeur ordinaire, la petite blessure descend en dessous et ne peut pas porter préjudice à la vue.

INSTRUMENT POUR FAIRE D'UN SEUL COUP

LA PUPILLE ARTIFICIELLE.

Les accidents fâcheux qui arrivent le plus souvent à la suite de l'opération de la pupille artificielle, doivent être attribués à la manière trop offensive (ou trop blessente) qui met l'opérateur dans la nécessité de revenir plusieurs fois à l'œil déjà blessé pour faire l'opération.

Dans toutes les méthodes qu'on suit pour cette opération, telles que l'iridotomie, l'iridectomie et l'iridodialysie (excepté dans l'iridotomie de Chesseldem et d'Adams, qui sont presque toujours sans succès), il faut revenir plusieurs fois à l'œil blessé, et le blesser de nouveau pour exécuter l'opération, ce qui présente de graves inconveniens ;

car il arrive même quelquefois que l'œil qui a été blessé une fois s'agite convulsivement, et on ne peut plus l'atteindre quand on veut revenir pour terminer l'opération, qu'on ne peut terminer, si l'on ne tient pas l'œil dans une position stable en l'accrochant par la conjonctive.

Les défauts qui exigent l'opération de la pupille artificielle proviennent toujours des inflammations qui ont précédé; l'iris, qui doit être blessé est extrêmement sensible; il est donc à présumer que si dans l'opération on doit y toucher plusieurs fois, il ne se déclare une forte inflammation, ce qui ne peut manquer d'arriver puisque déjà l'œil est mal disposé par les inflammations précédentes.

On doit aussi observer que dans le cas, où l'iris serait avec toute sa marge pupillaire adhérant à la cornée cicatrisée, ou qu'il serait tout-à-fait changé dans sa texture, elle ne présente pas de contraction à pouvoir espérer quelque chose de l'iridotomie de M. Monoir et quand il est dans un état morbide, le crochet ne peut pas le tenir au point de pouvoir exécuter l'iridectomie ou l'iridodialysie de Beer, Scarpa, Himly, Schmidt, Langenbec, Graefe et beaucoup d'autres.

J'ai inventé pour cette opération un iridictome

dont je vais donner la description. Cet instrument fermé ressemble à un petit scapel, monté sur une tige mince et arrondie, de manière qu'en entrant il puisse trouver assez de place dans l'ouverture faite par le scapel, pour qu'on puisse l'y ouvrir; c'est pour ce motif aussi que la charnière est posée très près de la partie tranchante, à l'effet de ne pas trop élargir la tige, en ouvrant le scapel; la tige de cet instrument est aussi un peu courbée pour pouvoir en élevant le manche approcher le dos du scapel, (qui est seulement tranchant vers la pointe) jusqu'à la marge ciliaire de l'iris sans blesser avec la pointe le corps ciliaire et la sclérotique.

Cet instrument s'ouvre par le moyen d'un ressort placé dans le manche.

Quoique l'on conçoive facilement le procédé de l'opération par la seule construction de l'instrument je vais l'indiquer ici.

On entre par la cornée transparente dans la chambre antérieure, avec l'instrument fermé en tenant le manche beaucoup plus bas que la lame tranchante, quand il est introduit on l'ouvre un peu, on perce avec la lame derrière l'iris (si la pupille n'existe pas,) et l'on pénètre dans la chambre postérieure, on avance alors en élevant le manche de l'instrument jusqu'à ce que la lame de devant, qui n'est pas pointue et qui se trouve dans la chambre antérieure, touche la marge de la cornée transparante; on ferme l'instrument, qui a dû prendre la position de l'iris qui se trouve entre les lames ; et le lobe formé dans l'iris tombe aussitôt dans le bas et agrandit considérablement la pupille.

MANIÈRE DE GUÉRIR LE BLEPHARO ET OPHTHALMO BLENORRHOEA
QUELLE QUE SOIT LA CAUSE QUI L'A PRODUIT.

Quoique je sois persuadé comme un médecin doit l'être, que dans le traitement d'une maladie quelconque, il faut avoir le premier égard à la cause occasionnelle et à la nature de la maladie ; j'avoue que quand une maladie a un décours rapide et dangereux, je ne recherche pas beaucoup si elle est une affection primitive ou secondaire, parce qu'elle ne me laisse pas le temps d'agir sur les causes primitives, et d'attendre que l'affection secondaire soit détruite par elle-même, selon le principe *sublata causa tollitur effectus ;* parce que dans le temps que je m'occupe à chercher et à détruire l'affection primitive, l'affection secondaire achève son cours et détruit l'organe qu'elle affecte. Par la même raison, dans cette terrible maladie, qui détruit quelquefois les yeux dans quelques heures, je ne perds jamais le temps pour chercher à retablir l'écoulement dans le canal urinaire, si elle est causée par la suppression de cet écoulement, étant persuadé, que si je reprime cette maladie avant d'en détruire la cause, et qu'elle éclaterait dans une autre partie quelconque de l'organisme, ce ne sera jamais une organe plus noble que les yeux ; d'ailleurs, il est plus facile de remédier aux altérations qu'elle produirait dans une autre partie, qu'à celles qu'elle produirait dans les yeux ; et en supposant même que l'altération qui aurait lieu dans une autre partie fut aussi irremédiable, le malade préférerait toujours celle-ci à celle des yeux.

Conduit par ces réflexions, je traite cette maladie de la manière suivante, et depuis que j'emploie ce traitement, je n'ai pas eu de suites fâcheuses, même dans l'ophthalmo-blennorhoea qui survient dans l'ophthalmie épidique nommée égyptienne. (*)

(*) Au reste, au sujet de cette ophthalmie, je ferai connaître en tems et lieu les expériences que j'ai eu occasion de faire.

Avant que j'expose ma méthode il faut que j'observe que je ne parle point d'une amaurose dont
on découvre la cause productrice qui peut être
éloignée , parce qu'alors la méthode la plus simple
est d'agir sur la cause , et de combattre l'amaurose avec les diaphorétiques , si elle est rumathismale , par les vermifuges , si elle est
symptôme des vers ; par des saignées si elle est
causée par une plétore , et de même , si elle
est causée par la suppression des menstrues , des
hémoroïdes , des ulcères et des exanthèmes chroniques répercutés , un gastricisme , etc. agir en conséquence.

Je ne parle pas non plus d'une amaurose qui
dans sa nature a quelque chose à quoi on ne peut
remédier ; par exemple , si l'amaurose est causée par le manque du pigment dans la corroïda ,
par liquefaction de l'humeur vitrée (synchisis) ,
par une opacité du corps vitrée (glaucona) , par
une varicosité de la corroïda (cirsophthalmia) ,
etc. , etc. , qu'un oculiste doit connaître et doi
savoir qu'il n'y a pas de remède ,

Mais je parle d'une amaurose tout-a-fait dynamique où il n'existe jamais une cause évidente ,
qui l'a produit , ou la cause qui la produit est

éloignée , mais l'habitude fait que l'effet en continue. Dans le cas où il n'existe pas du tout d'o-
pacité , où il existe mais pas à proportion de la
cécité , et pourtant la cécité (qui est beaucoup
plus avancée , qu'elle ne devrait l'être , si elle
était causée par l'opacité observée seule,) n'a pas
cependant encore anéanti toute perception de la
lumière ; de sorte que le malade peut encore dis-
tinguer la lumière du jour ; dans ce cas là j'ai
toujours obtenu des succès , lorsque j'ai appli-
qué l'électricité de la manière suivante.

Je mets l'aveugle sur un isoloire , et je lui
applique les anneaux de deux conducteurs sur les
deux gros doigts de pieds et deux autres conducteurs il les tient dans la main ; alors je fais
tourner la machine , et à mesure que l'électricité
entre par les gros doigts des pieds et par les mains,
je l'extrait par les pupilles au moyen de deux
anneaux hérissés d'une pointe , placés sur un doigt
recourbé de chaque main, afin que l'électricité sorte
comme un vent sans donner des secousses , et pour
que l'opérateur puisse sentir la force et l'intensité
du fluide électrique qui s'échappe des yeux , et
de faire hâter ou modérer le mouvement de
la roue , selon que la force du fluide est trop
grande ou trop faible.   5

La roue de la machine électrique ne doit pas avoir plus de 18 pouces de diamètre ; car si ce diamètre était plus grand , il serait très-difficile , même en tournant très-lentement la roue, d'obtenir un fluide qui n'eut que le degré de force convenable à l'opération dont il s'agit.

Il est aussi une précaution essentielle à prendre : c'est, avant de placer ses deux doigts devant les yeux , de toucher une autre partie du corps , afin que si déjà une trop forte quantité de fluide s'y était aglomérée , elle s'échappe par le fait de cet attouchement , au lieu de s'échapper en masse par les yeux ; ce qui pourrait être funeste au point de paralyser le *nerf* optique.

Le but d'appliquer le conducteur de cette manière est de pouvoir conduire et partager le fluide électrique dans tout le système nerveux, ponr le faire assimiler et rendre homogène , avant de le diriger sur les nerfs optiques et ciliers.

La secousse alors n'est pas aussi forte que quand on donne seulement un conducteur à la main , et on en tient un autre devant l'œil , le fluide ne peut ainsi parcourir que la petite ligne de la main jusqu'à l'œil.

La cause interne de l'amaurose dynamique dont

nous parlons , est , comme dans toute paralysie dinamique , le manque de l'action vitale dans les nerfs de qui dépend la fonction qui a cessé dans l'organe malade. Nous cherchons par le cours du fluide électrique , à attirer des nerfs qu'il parcourt une portion de leur action vitale , dans celui qui en est totalement privé , et d'obtenir par ce moyen un équilibre de partage de l'action vitale , dans le système nerveux. Ce qu'on obtient plus facilement encore si on divise le fluide électrique dans tout l'organisme , même dans la périphéric la plus éloignée de l'œil , avant de le diriger vers l'œil.

Il faut commencer par faire seulement un tour et augmenter tous les jours d'un seul tour , et enfin on fera plusieurs tours et l'électricité sera déchargée à la fois par les pupilles.

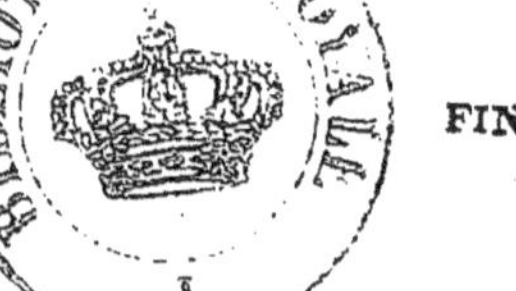

FIN.

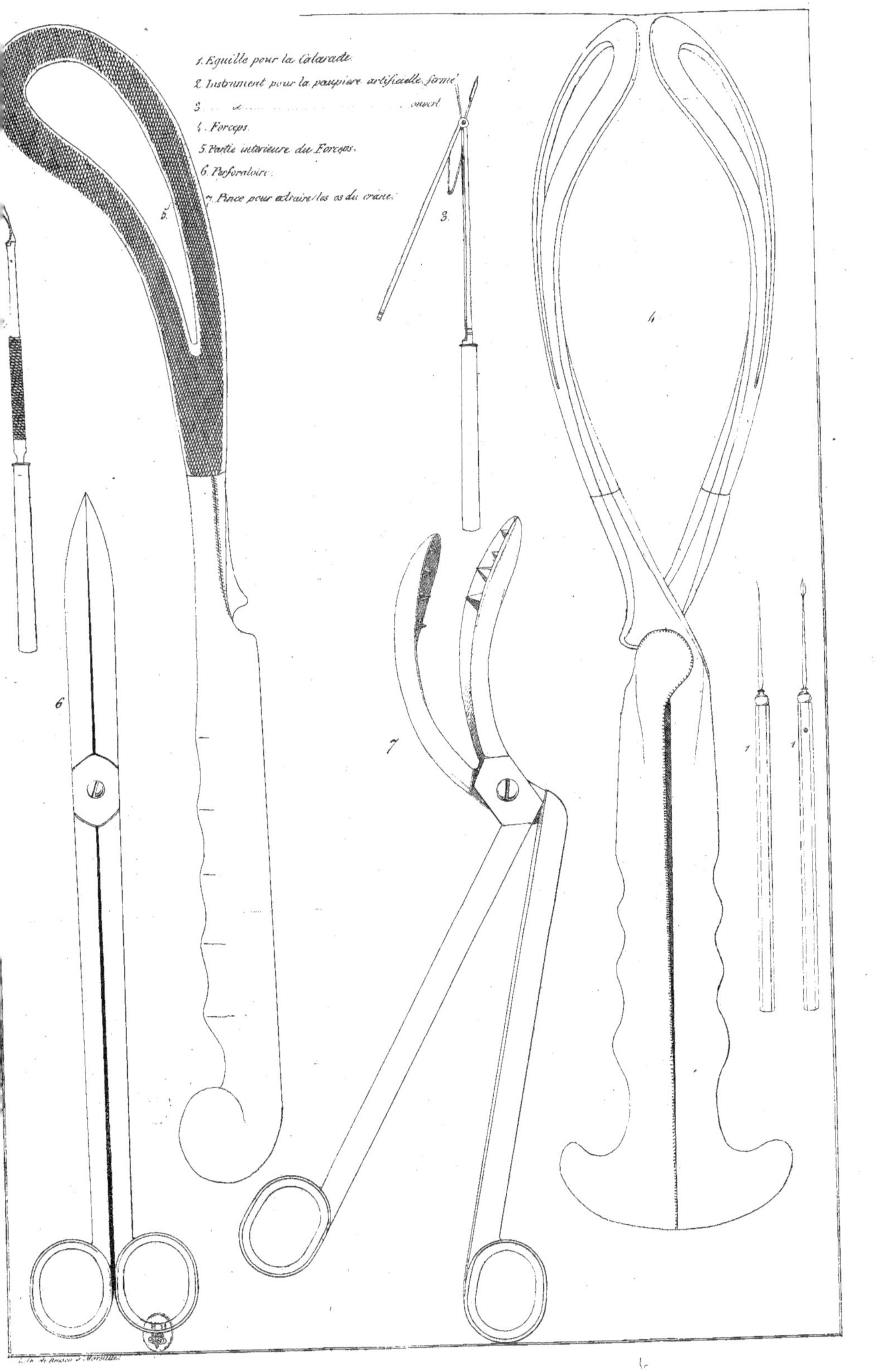

1. Eguille pour la Cataracte.
2. Instrument pour la paupière artificielle fermé
3. .... ouvert
4. Forceps.
5. Partie intérieure du Forceps.
6. Perforatoire.
7. Pince pour extraire les os du crâne.